TRABALHE MENOS, VIVA MAIS

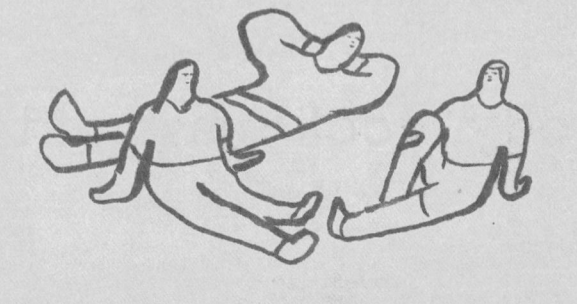

TRABALHE MENOS, VIVA MAIS

Ferramentas para uma vida profissional
(e pessoal) mais saudável

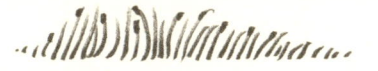

cody cook-parrott

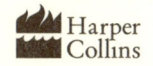
HarperCollins

Publisher: Samuel Coto
Editora-executiva: Alice Mello
Editores: Paula Carvalho e Jacob Paes
Assistente editorial: Lui Navarro
Estagiária Editorial: Lívia Senatori
Copidesque: Anna Beatriz Seilhe
Revisão: Elisabete Franczak Branco e Juliana da Costa
Projeto gráfico: Leah Carlson-Stanisic
Diagramação de miolo e adaptação de projeto gráfico: Estúdio dS
Ilustrações: Rob Moss Wilson
Capa: adaptada do projeto original de Alicia Tatone

Dados Internacionais de Catalogação na Publicação (CIP)
(Câmara Brasileira do Livro, SP, Brasil)

Cook-Parrott, Cody
  Trabalhe menos, viva mais / Cody Cook-Parrott ; [tradução Flora
Pinheiro]. -- Rio de Janeiro : HarperCollins Brasil, 2024.

  Título original: How to not always be working
  ISBN 978-65-5511-538-3

  1. Autoajuda 2. Criatividade 3. Produtividade 4. Trabalho -
Aspectos psicológicos I. Título.

24-199020   CDD-158

Índices para catálogo sistemático:
1. Produtividade : Motivação : Psicologia aplicada 158
Eliane de Freitas Leite - Bibliotecária - CRB 8/8415

HarperCollins Brasil é uma marca licenciada à Casa dos Livros Editora LTDA.
Todos os direitos reservados à Casa dos Livros Editora LTDA.
Rua da Quitanda, 86, sala 601A – Centro
Rio de Janeiro, RJ – CEP 20091-005
Tel.: (21) 3175-1030
www.harpercollins.com.br

Para
JACQUELINE e ANDREW,
com apoio incondicional e cósmico

Sumário

Introdução — ou a única regra é trabalhar

Aqui está uma obra, um livro de exercícios, um guia, uma ode ao não saber.

Começou como um pequeno zine que digitei na minha máquina de escrever. Colei todas as palavras, escaneei as páginas, imprimi-as e grampeei-as juntas. Eu a escrevi para mim mesma. Quanto mais compartilhava o pequeno guia com outras pessoas, mais descobria que meus amigos também precisavam muito aprender esse processo de identificar o que é trabalho para nós.

Aprender a não estar sempre trabalhando não significa trabalhar menos, nunca trabalhar ou não ter um emprego. Trata-se de elaborar sua definição pessoal do conceito de trabalho. É fazer as perguntas: *por que isso importa? O que significa? Como advogar por mim mesmo?*

Vou dar uma dica: tudo é trabalho, a única regra é o trabalho. Esta análise que fazemos agora também é trabalho. E a sensação é tão boa. É uma dádiva, e fico muito agradecida pelo fato de que digitar esta introdução seja de fato o meu trabalho neste momento.

Há algum tempo tomei a decisão de ser minha própria chefe, mas foi meio por acidente. Quero dizer, sempre fui muito mandona (sou uma irmã mais velha, uma artista, uma espécie de manifestante), então não era algo tão impensável ser minha própria chefe. Mas, com um diploma de artes plásticas com ênfase em dança e sem qualquer treinamento para os negócios ou, na verdade, sem qualquer treinamento sobre como ser uma pessoa, comecei a afundar. Bem, não foi bem afundar, foi mais como ficar boiando no mesmo lugar. Eu fazia um pouco de nado borboleta e de peito, e até me saía muito bem, mas, de repente, me via de costas contemplando o céu em total admiração, enquanto a água entrava nos meus ouvidos. Era como estar em um sonho, mas também tinha medo de que, se me mexesse, talvez não me lembrasse mais de como nadar.

Na verdade, fiz aulas de natação e sou muito boa. Até hoje, é a minha maneira favorita de não trabalhar: entrar na Baía de Tomales ou no Lago Michigan e nadar o máximo possível, sem telefone, sem lista de tarefas (a tinta ia ficar borrada, afinal), mantendo a tristeza sob controle. Foi no momento em que pensei "e se eu comprasse uma capa de telefone à prova d'água? Eu poderia nadar e trabalhar ao mesmo tempo!" que soube que tinha ido longe demais (com o trabalho).

Então, aqui estamos nós.

Quando comecei a pensar sobre o assunto, era primavera de 2015, e eu morava em Michigan; estava casada e administrava uma loja e um retiro de artistas chamado Have Company. Eu havia começado a tricotar como uma maneira de lidar com a ansiedade, a depressão, as dificuldades de ser uma pessoa em recuperação e por ser distraída em geral.

Sem pensar muito (comumente é assim que tomo minhas decisões — a impulsividade pode ser a melhor maneira de expressar sua paixão por estar viva), decidi que seria uma ótima ideia começar a vender novelos de lã na Have Company. Entrei em contato com uma empresa do ramo, pedi um montão de material e, de repente, enfrentava um problema muito grande e estranho. Vender lã e tricotar agora fazia parte do meu trabalho. Eu tinha transformado o PASSATEMPO que me CURA no meu TRABALHO.

E não parou por aí. Toda vez que eu me sentava com a pessoa com quem me relaciono, eu estava trabalhando. Olhando os e-mails pelo celular. Quando tricotava, também documentava a técnica e o processo de fazer uma colcha. Era tudo parte do meu trabalho. E, nesse caso, quando digo "trabalho", estou me referindo ao modo como gero renda para minha pequena empresa. Meu trabalho me consumiu de tal forma que não era mais positivo, só que eu estava obcecada e não podia enxergar o que havia dado errado.

No final, algumas coisas mudaram. Meu casamento terminou, e decidi fechar meu negócio e me mudar para a Califórnia.

Fui para Oakland, onde tinha muitos amigos — mas logo vi que não era um lar. Certo dia, viajei para o norte, até Point Reyes, para fazer uma caminhada, e soube imediatamente que era ali onde eu queria ficar, e sou muito grata por chamar este local rural de minha casa. Naquele dia, passei de carro por uma vaca dando à luz. O bezerro saiu da mãe, e foi um doce convite para eu desacelerar, prestar mais atenção e me acomodar aqui.

Escrevo isto como uma jovem de 29 anos, à beira do auge do meu Saturno retrógrado. Hoje tomei café da manhã com a pessoa com quem divido a vida e lhe falei sobre cem medos que tenho sobre QUEM EU SEREI quando este livro for publicado daqui a um ano. Estou morrendo de medo, mas a questão é que ainda sigo em frente e faço as coisas. Não que o medo desapareça. Talvez a gente tenha se separado daqui a um ano; talvez eu não esteja mais morando na Califórnia — não há como saber. E essa é a maior dádiva de todas, esse estar à deriva.

Tornar-me minha própria chefe foi a melhor decisão que tomei, e também a mais difícil. Em geral, faço o que quero quando quero e não tenho ninguém mandando em mim. Mas também estou completa e totalmente sozinha, sem rede de segurança, e só posso contar comigo mesma. E, às vezes, isso é assustador. Posso tropeçar e acabar caindo em padrões de comportamento que não honram a mim mesma: ignorar contas, trabalhar demais em um aspecto do meu negócio e negligenciar outros, esquecer que atividade física existe, esgotar meu corpo com muito açúcar refinado, ignorar e-mails por semanas, tirar excelentes fotos com o celular, mas não produzir posts ou conteúdo para acompanhá-las.

Este livro não é apenas para pessoas que trabalham por conta própria. É para todos que querem entender as diferentes categorias da vida. E para as pessoas que odeiam categorias e querem me dizer que tudo é igual, este livro é para vocês também. É apenas um livro, só uma coisa que fiz, na verdade. Você pode lê-lo com um amigo, pode dá-lo de presente a alguém.

Ele também é para as pessoas com um emprego em horário comercial que chegam em casa e não conseguem sair do computador, para a enfermeira que aceita cada plantão extra para não ter que enfrentar os rituais e o cuidado consigo mesma. É para qualquer pessoa que esteja usando trabalho, tarefas ou hábitos como uma maneira de escapar de seu verdadeiro eu, que, se você me perguntar, aparece quando a pessoa está fazendo alguma coisa: um lar, um bebê, uma receita, uma loja, uma instalação, uma nova dança, um cobertor.

Muito do meu trabalho e da minha pesquisa como artista e dançarina são conduzidos pelas palavras de mulheres: Julia Cameron e Angeles Arrien. Os escritos de ambas sobre a condição de artista, o tarô, os estudos interculturais e estar presente de maneira radical e selvagem me guiam no meu próprio caminho. Embora eu nunca tenha conhecido Angeles enquanto ela estava viva, sou grata por ter mentores que me apresentaram ao seu trabalho. Dois outros livros que tiveram grande influência enquanto eu escrevia foram *Emergent Strategy* [Estratégia emergente], de Adrienne Maree Brown, e *How to Be Bored* [Como ficar entediado], de Eva Hoffman. Sou infinitamente grata por outras pessoas que estão dedicando seu tempo a pesquisar sobre como nossa vida se dá nesta era digital, tão caótica e confusa às vezes.

Este livro é um trabalho de afirmação. De dizer sim ao processo, um trabalho de estar presente, de levar o tempo que for necessário, de fazer uma pausa. Você pode ler tudo de uma vez e fazer anotações. Pode preencher as partes em branco com suas próprias listas. Incluí muitas das minhas listas e pedi a de alguns de meus amigos também. Passar tempo com os amigos mesmo quando estamos meio que trabalhando é a minha maneira favorita de não trabalhar. Quero dizer, é um meio-termo, mas é algo humano e me faz sentir inteira e não tão isolada. Minha tela do celular, isso tende a me isolar.

Então, deixe o telefone de lado. Desligue-o ou ponha-o em modo avião. Ter uma experiência longe de eletrônicos enquanto navega por este livro pode ser muito poderoso. Toda vez que me sentava para escrever, desligava o celular ou colocava-o do outro lado da sala. Tentei deixá-lo mais ou menos perto (para ver as horas e em caso de emergência, sabe como é), mas não estava dando certo, então comprei um relógio.

Arrume um relógio. E um despertador. E uma câmera descartável. Essas são suas primeiras três tarefas. Assim não vai precisar do seu celular. Pode deixá-lo em um cômodo que não seja seu quarto durante a noite, de modo que, quando seus olhos se abrirem, você não vai começar a trabalhar imediatamente. Procure esses objetos em um brechó, ou talvez você já os tenha, guardados em algum lugar da casa.

Muito dessa autoexploração é sobre como existir no capitalismo de uma maneira feminina e feminista. Não como fêmea, mas de uma maneira mais suave, explorando uma abordagem mais delicada na hora de administrar um negócio ou mesmo de existir no mundo que o patriarcado defende. Você não precisa comprar nada para ser uma bruxa e ter um altar. A Terra é sua ferramenta. Água, ar, fogo e terra são de graça. Estamos aqui para caminhar gentilmente por entre as estações e os recursos que o planeta nos provê — mas, para construir um altar, você só precisa de uma pedra e um graveto.

Assim, embora ao longo do livro eu sugira ferramentas que envolvam pequenas compras, recomendo que aproveite os recursos que já estão disponíveis sempre que possível.

Uma pequena nota sobre o privilégio: estamos vivendo em uma época, um mundo e um país em que nem todos temos acesso às mesmas coisas por conta do racismo sistêmico, do patriarcado, do capitalismo e de muito mais. É importante ressaltar que este livro foi escrito a partir da minha perspectiva de mulher branca, *queer*, cis, não portadora de deficiência. Esta é a minha experiência, e há muitos privilégios inerentes ao meu corpo e ao meu ser.

Tenho esperanças de que, ao incluir as vozes de muitos de meus amigos e colegas, que abrangem um campo demográfico bem mais amplo, o livro possa dialogar com qualquer um que se sinta atraído por uma maneira radical de existir e trabalhar. Minha esperança é que este livro ofereça uma porta de entrada para pessoas que se encontram numa encruzilhada entre trabalho e carreira, vida e vitalidade. Se você é dono de um negócio em expansão e não consegue parar, ou se está ganhando um salário-mínimo e não consegue progredir: compreendo e conheço esses dois extremos. Há muitos sentimentos que não conheço tão bem, mas ofereço minhas palavras como ponto de partida para mim e para qualquer pessoa que leia isto.

Escrevo na esperança de encontrar uma maneira mais equilibrada para todos nós navegarmos por esses tópicos, em especial para aqueles que têm menos opções e menos oportunidades. Ofereço estas palavras como uma esperança e um manifesto de que o descanso, o lazer e o ato de fazer uma pausa para respirar fundo são para todos, não apenas para os 1% mais ricos, não apenas para os iluminados, não apenas para os privilegiados; são para qualquer um que tenha 2 minutos. Este livro não é sobre o cuidado consigo mesmo individual, mas o cuidado consigo mesmo coletivo e a libertação da obsessão pelo trabalho.

Este livro é para qualquer um que
queira estar presente na própria vida,
a verdadeira jornada de estar vivo.

Capítulo 1

O que é trabalho para mim?

A melhor forma de criar limites saudáveis em relação ao trabalho é saber direitinho o que é de fato trabalho para você. Para mim, em geral, se algo é difícil, então considero ser trabalho; se parecer fácil, presumo não ser. E isso não é apenas errado, mas é também um dos motivos pelos quais escrevi estas páginas. Seu trabalho não é a mesma coisa que seu emprego, mas às vezes pode ser. Com alguma frequência, sou paga para trabalhar em coisas que parecem fáceis e não sinto como se estivesse trabalhando, aí faço um monte dessas coisas até implodir, exaurindo-me porque acidentalmente me esqueci de que estava trabalhando. Esqueci de fazer um passeio. De dar um tempo. Esqueci que não tenho que compartilhar com o mundo cada coisinha que faço.

Para alguns de nós, este é o nosso trabalho: compartilhar cada coisinha que fazemos. Cada ida à praia, cada pequena vitória, cada momento. Então, parece que, se nossos olhos estiverem abertos, provavelmente estaremos trabalhando...

e muito provavelmente nos esquecendo de respirar, de beber água, de nos perdoar por esse esquecimento.

O trabalho não é ruim. Trabalhar sempre não é algo ruim, apenas se essa é a sua intenção.

Eu tenho uma voz na minha cabeça que adora me dizer que não estou fazendo um bom trabalho ou que trabalhar o tempo todo é uma ideia terrível. Eu chamo essa voz de Roger. Isso me ajudou a identificá-la e a separá-la de mim, para que eu pudesse responder algo do tipo: "Ei, Roger, muito obrigada por ter passado aqui hoje para dar sua opinião, mas não precisa".

Eu sou dessas que ama trabalhar! Não só me permite desligar Roger como também me faz sentir ótima. Eu amo resolver as coisas, adoro trabalhar, e amo fazer isso ao lado de outras pessoas que também estão trabalhando, e amo quando meus amigos estão se dedicando à sua arte e aos seus negócios.

E, quando você ama algo, pode ser extremamente difícil saber quando se está trabalhando. Por exemplo, fazer jardinagem sem dúvida não é trabalhar, para mim. Mas, se for para postar sobre ela na internet, aí já começa a ficar mais complicado. (Ah, olha só, um momento em que estou fazendo jardinagem ou colhi couve — provavelmente uma couve que não plantei, mas a colhi e mostrei para todo mundo —, então agora é parte do meu trabalho?)

Se você é um jardineiro profissional, ama sua profissão e está cultivando hortaliças e vendendo-as na feira, então a jardinagem pode muito bem constar na sua lista de trabalho. Talvez não ganhe dinheiro nenhum com isso, mas a sensação é de que é um trabalho. (Peraí, na verdade, se eu realmente fizesse jardinagem, talvez também me sentisse assim, então deve ser por isso que não faço.)

Percebe o que quero dizer? Aonde quero chegar? Não há uma resposta real, tudo é trabalho. E também não é. O trabalho é subjetivo. No entanto, sei que, quando as coisas da minha lista de trabalho eram tudo o que eu fazia, isso prejudicava meu espírito, meu relacionamento, minhas amizades e meus negócios. Trabalhar direto se provou completamente insustentável para minha saúde mental e também para as pessoas à minha volta. Então, dei início a uma missão para corrigir isso, e fico feliz em informar que, só com a conscientização, a disposição a estar mais ciente, cresci muito. Para ser sincera, não é nem preciso praticar a conscientização, basta estar disposto a estar mais ciente. A partir disso, meu relacionamento com o trabalho começou seu processo de cura.

Para cultivar alguma noção do que é e o que não é trabalho, é preciso começar em algum momento. Então, comece com uma lista. A *sua* lista.

EXERCÍCIOS DO CAPÍTULO 1

ESTE É O MEU TRABALHO

Use o espaço a seguir para identificar as tarefas que você executa e que são trabalho. Antes de começar:

Respire fundo e lembre-se de que esta lista está em constante mudança.
Beba um pouco de chá de ervas ou café, algo que faça você se sentir bem e relaxado.

Agora, escreva sua lista.

_____

_____

_____

_____

_____

_____

_____

_____

_____

_____

_____

_____

O QUE É TRABALHO PARA MIM

- Responder e-mails.
- Fazer a contabilidade.
- Destrancar a porta da frente da loja.
- Operar o caixa.
- Gerenciar minha loja on-line (estoque etc.).
- Cuidar do blog.
- Publicar um novo episódio do meu podcast.
- Organizar aulas e oficinas e adicioná-las ao site e ao Facebook.
- Basicamente, tudo o que envolve um computador.
- Postar no Instagram sobre um novo produto ou serviço.
- Enviar uma *newsletter*.
- Varrer e limpar meu espaço de trabalho.
- Desenvolvimento dos negócios / reavaliação.

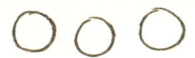

COMO AMAR O TRABALHO ADMINISTRATIVO / A PAPELADA / BUROCRACIAS (AS TAREFAS QUE NÃO SÃO CRIATIVAS OU DIVERTIDAS) E CUMPRI-LAS, POR SARAH SCHULWEIS, CONSULTORA DE NEGÓCIOS

Eu aprendi muito com a melhora do meu condicionamento físico. No começo, eu sofria só de pensar em exercícios. Cada sessão era estressante, no entanto, as endorfinas e a energia pós-treino deixavam um gostinho bom no fim e a motivação para voltar e tentar outra vez. Com o tempo, o sofrimento por antecipação começou a diminuir. Aprendi a me preparar para cada treino (a me hidratar, a comer proteína uma hora antes, a comer logo depois, a fazer um treino de recuperação no dia seguinte etc.), e a recompensa do ganho de força, de uma recuperação mais rápida e a alegria do processo venceram. Aprendi técnicas para me preparar, evoluí e apreciei a sensação de ter realizado algo.

É o mesmo processo quando o assunto é o trabalho administrativo / a papelada / burocracias. Não gosto de atualizar meus registros e fazer a contabilidade, mas desenvolvi habilidades e certos procedimentos para que não seja mais uma tarefa árdua. Sigo uma rotina para me divertir (chocolate, música, podcasts etc.), e o sentimento de ter realizado algo me faz voltar à tarefa sem sofrer. Quero gostar do meu trabalho, então domino essa área. Pode ser um alívio ouvir música, saborear um *chai latte* e meter a cara nos livros de contabilidade. Quando percebo que estou distraída, penso nos resultados e tento voltar a me concentrar.

Também limito o tempo que gasto nessas tarefas. Não é algo que deveria levar o dia inteiro. Existe algo mais frustrante do que passar o dia todo sofrendo e evitando algo, quando a tarefa leva apenas 10 minutos para ser concluída? Há um bilhão de outras coisas que eu preferiria fazer a procrastinar.

Por último, mas não menos importante, lembro a mim mesma de que estou sempre em progresso, assim como o meu trabalho. Eu aprimoro minhas ferramentas constantemente e sei que em alguns dias meu desempenho será melhor do que em outros.

> Tomei a decisão de basicamente definir como trabalho o meu emprego. No entanto, a descrição do meu cargo inclui tarefas que não aparecem na minha lista do que é trabalho e que vão aparecer depois.

O QUE É TRABALHO? UM EXERCÍCIO DE ELABORAÇÃO

Agora que você tem essa simples lista por escrito, separe um tempinho para pensar nela. Olhe para cada item e elabore *o porquê* de isso ser trabalho. É porque é difícil? Porque faz você ganhar dinheiro? Porque preferiria não ter que fazer?

Depois de responder a essas perguntas, você vai ter uma melhor noção de quais tarefas pode querer aprender a amar e quais talvez devam ser delegadas.

Não há nada de errado em delegar tarefas. Assim, outras pessoas ganham empregos e tarefas empoderadoras, enquanto você terá mais tempo para fazer o trabalho que lhe traz mais alegria e satisfação.

_____

_____

_____

_____

_____

Seu trabalho pode ser "trabalhar nas minhas pinturas todas as manhãs", e seu encargo, "ser um excelente pai ou mãe para meus filhos educados em casa" — e essas atividades podem não gerar renda. Ou o seu emprego/trabalho pode ser o de um(a) blogueiro(a) que ganha a vida compartilhando sua experiência como pai/mãe que educa os filhos em casa...

O que quero dizer é que ambos são trabalho. Agora que você identificou essas áreas, pode começar a navegá-las de um modo um pouco mais suave, um pouco mais significativo.

Seja gentil consigo mesmo, tenha ternura com seu espírito. Isso não é fácil, é trabalhoso. Sem dúvida é trabalhoso olhar para mim mesma, examinar meus padrões, meus hábitos e meu modo de ser. O trabalho é o processo; eles são intercambiáveis. No outro lado desse trabalho, porém, há liberdade, leveza. Afinal de contas, é mais leve do que você imagina.

Para concluir, peço que expresse seu agradecimento pelo seu trabalho. Isso nos ajudará a continuar a navegar este livro com esse sentimento — porque, afinal de contas, o simples

fato de que é com isso que estamos lidando é uma verdadeira dádiva.

Eu sou grata...

- Pela liberdade de fazer o meu próprio horário.
- Pelas pessoas que entraram na minha vida porque eu administrava uma loja.
- Pelas habilidades que adquiri, ensinando-as a mim mesma.
- Pelas habilidades que aprendi com os outros, especial-mente por meio de trocas ou do comércio.
- Pela internet — embora eu tenha problemas de autocon-trole (ver capítulo 5). Eu sou grata por tudo que a inter-net me deu em termos de conexões com pessoas reais.

Pelo que você é grato(a) em seu trabalho?

_____

_____

_____

_____

_____

_____

_____

_____

_____

_____

CAPÍTULO 2

Onde devo trabalhar?

ntão, agora que identificou o que é trabalho para você, vamos pensar sobre seu espaço de trabalho. Você fica bem trabalhando no sofá? Sente-se poderoso ali? Será que a mesa de jantar é o melhor lugar, ou quando chega a hora de comer você fica sobrecarregado porque faz as refeições no seu espaço de trabalho? Ou talvez você adore comer onde trabalha, e nesse caso a mesa da sala de jantar é o lugar ideal. Por acaso é possível conseguir uma mesinha? Onde ela ficaria? Monte-a como um altar.

Esses exemplos servem mais para *freelancers*, mas muitos também têm uma mesa em um cubículo ou em uma sala de alguma empresa. Um espaço que não é seu e que, na verdade, pertence a outra pessoa ainda pode ser preenchido com o mesmo encanto e a mesma magia de um espaço na sua casa. Basta trazer cristais, plantas, um pequeno quadro ou uma colagem que você fez e outros itens que transmitam criatividade e positividade.

Mais uma vez, não existe um jeito certo ou errado de habitar seu ambiente de trabalho. Não há uma maneira errada de se ter um espaço de trabalho sagrado. Só existe seu jeito, e é por isso que estamos aqui, para encontrá-lo e celebrá-lo.

O ESPAÇO DE TRABALHO IDEAL PARA QUEM TRICOTA

Brandi Harper

Meu ambiente de trabalho ideal tem paredes brancas com detalhes em lilás. Várias plantas verdes e árvores internas. Uma cadeira onde tricotar. Lã de ovelha, pedras e vários trabalhos que ainda estão em progresso ao lado de peças terminadas.

Uma pergunta que sempre me faço é: "Prefiro que meu espaço de trabalho seja na minha casa ou seria melhor ter um escritório ou estúdio em outro lugar?".

Para mim, foi bom ter espaços separados: um para o estúdio de arte, outro para o estúdio de dança e outro para fazer as tarefas administrativas e cuidar do envio de encomendas. Mas também sou adepta de usar a mesa da sala de jantar como espaço de trabalho, um lugar para fazer as refeições e estação de artesanato — inclusive com um espacinho reservado para os materiais.

Usar a mesa da sala de jantar e outros espaços neutros como lugar para trabalhar, com direito a um espaço para os materiais, é algo que pode ser feito de muitas maneiras diferentes. Adoro ter um carrinho móvel de arte e uma prateleira onde guardar as pesquisas. E, claro, uma boa cesta pode fazer toda a diferença.

Eu amo cestas. Poderia passar horas falando sobre elas. Os brechós estão cheios delas. Sou bem ruim de organização. Bem péssima mesmo. Cheguei a um ponto na minha vida em que estou convivendo ao mesmo tempo com "como posso melhorar no quesito organização do espaço?" e "como posso aceitar que sou um tornado em forma de pessoa?".

Twyla Tharp fala sobre ter uma caixa para cada projeto. Desse modo, ao pesquisar e pensar sobre o projeto, você pode adicionar itens à caixa: suas anotações, recortes de jornal ou revistas que servem de inspiração etc.

Você também pode usar o Google Drive ou algo do tipo. Uma pasta, talvez até o Pinterest! As pessoas usam o Pinterest. Sempre esqueço que ele existe e depois me lembro.

Talvez você possa usar um quadro de treliça, o Pinterest original.

Resumindo: nunca deixe alguém lhe dizer que precisa fazer as coisas de determinada maneira. Partes deste livro foram escritas em uma cafeteria barulhenta, outras em um avião, na minha cama, em um sofá, na minha antiga loja, no escritório de outra pessoa, na minha mesa de jantar, na mesa de jantar dos meus pais... E assim por diante.

Nota: toda vez que escrevia, havia um altar. Qualquer coisa pode servir como altar. Noventa por cento das vezes, é um altar físico, mas em certas ocasiões foi um altar metafórico.

EXERCÍCIO DO CAPÍTULO 2

Nas linhas a seguir, descreva seu espaço de trabalho dos sonhos. De verdade, pode ser o espaço dos seus *sonhos*, não o que você acha que é possível ser. O que vem à mente? Pode pensar em plantas, nas cores, no tamanho da mesa.

_____

_____

_____

_____

_____

_____

_____

_____

_____

_____

_____

_____

_____

Agora, dê uma olhada nas perguntas a seguir e anote suas respostas.

Tenho como fazer intervalos no meu local de trabalho atual de maneira fácil? O que posso fazer para criar um espaço que me favoreça?

_____

_____

Que mudança posso fazer em meu espaço de trabalho atual para torná-lo mais confortável, sagrado e encorajador? (Exemplos: uma chaleira e seus chás favoritos, uma cadeira que dê suporte à lombar.)

_____

_____

Posso fazer intervalos no meu espaço de trabalho atual para me alongar? (Dica: arrume um tapete de ioga!)

_____

_____

Meu espaço de trabalho atual tem um tapete ou outros objetos que o deixem mais aconchegante?

_____

_____

Capítulo 3

O que não é trabalho para mim?

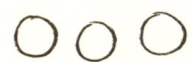

E stamos prestes a nos libertar de verdade e ainda não chegamos nem à metade do livro. Identificar o que *não* é trabalho pode ser uma das coisas mais poderosas que você é capaz de fazer por si mesmo. Não é brincadeira — fiz uma lista e fiquei mais livre na mesma hora.

O O O

O QUE NÃO É TRABALHO PARA MIM?

- Jogos de cartas: *Dutch Blitz*, jogos de baralho, *Cards Against Humanity.*
- Jantar.
- Preparar infusões de ervas.
- Novos ciclos lunares.
- Assistir a programas de TV.

- Sair para um passeio.
- Ficar sentada na praia (ai... ver capítulo 4).
- Meditação.
- Ler.
- Curtir um parceiro.
- Tomar banho de banheira (ou apenas tomar banho, mas banhos de banheira são os melhores).
- Ouvir um podcast (sem estar fazendo outras coisas).
- Ficar deitada no sofá ouvindo algum álbum (sem estar fazendo outras coisas).
- Não fazer várias coisas ao mesmo tempo.
- ACAMPAR!
- Natureza, aventura etc.
- Completar esta lista sem ter um celular ou um computador por perto.
- Fazer uma tatuagem.
- Comer torta.

Durante a elaboração dessa lista, identifiquei que grande parte do meu "trabalho" e do meu "emprego" envolve compartilhar muitos momentos da minha vida pessoal, pois as pessoas são atraídas para a minha loja de arte/residência de artistas porque divido com elas os detalhes não tão glamorosos do meu processo de cura, de criação e de vida. Sou grata por isso, do fundo do coração. Porém, isso significa que preciso me perguntar: Onde está o meu tempo? O que significa não estar trabalhando?

Para mim, essa última pergunta é a chave de tudo: quando não estou compartilhando minhas experiências é quando não estou trabalhando. Isso significa ficar longe do telefone. Mesmo enquanto gravo o podcast com cada residente, tiro sua foto com uma câmera Polaroid. Não quero que nosso tempo juntos seja tão digital.

Meus rituais e devaneios pela manhã também são parte fundamental do meu não trabalhar. Em um bom dia, só ligo meu celular ou computador às 10 horas da manhã. É óbvio que não é possível fazer isso todos os dias. E se você é uma pessoa que trabalha melhor ao telefone ou no computador entre 7 horas e 10 horas da manhã, então, talvez, essa ideia não sirva. Quem sabe essas sejam minhas horas mais produtivas também. Mas tenho feito experiência com essa regra de NADA DE TELEFONE das 10 horas da noite às 10 horas da manhã e tem sido mágico. Mesmo que eu acorde cedo para uma reunião de trabalho às 9 horas da manhã, ainda tento seguir a regra do telefone. Se esse período não funcionar para você, sugiro que encontre outro horário!

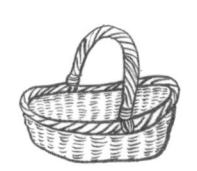

MEUS RITUAIS ANTES DAS
10 HORAS DA MANHÃ

- Abrir os olhos, desligar o despertador — não apertar o botão da soneca (não se preocupe, às vezes eu aperto e depois tenho que me esforçar muito para me perdoar por isso).
- Sair da cama — vou para um pequeno tapete que minha amiga Megan fez para mim e rezo (para o espírito do universo/deusa eterna da terra), expressando o quão grata sou pela minha vida. Às vezes, até digo uma pequena oração para alguém que está me incomodando, orando para que se cure.
- Meditar por 10 minutos. (Acha tempo demais? Experimente por 1 minuto. Não achou meus 10 minutos grande coisa? Medite por 1 hora, sei que você consegue.)
- Ler — algo que provoque uma reflexão diária. Gosto muito de um livro excelente e poderoso (e meio meloso) de Melody Beattie, autora de *Codependência nunca mais*. *A linguagem da liberdade*, seu livro para meditação diária, é meu favorito.
- Escrever as páginas da manhã. Cara Julia Cameron, obrigada por este presente para a humanidade. As páginas da manhã vêm do livro *O caminho do artista* e consistem em apenas três páginas de escrita livre logo de manhã cedo.
- Fazer café! Ou então beber o café que outra pessoa fez para mim. Às vezes, isso acontece mais ou menos ao mesmo tempo que as páginas da manhã.

- Às vezes acendo algumas velas, embora isso, em geral, faça parte dos meus rituais noturnos.

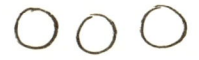

OBSERVAÇÕES SOBRE NÃO TRABALHAR À NOITE, POR SARAH SCHULWEIS

Neste momento da minha vida, minhas noites não envolvem mais "trabalho". Às 16 horas da tarde, não consigo mais me concentrar ou contribuir de maneira significativa, então sigo para o trabalho de recuperação. Algumas pessoas preservam suas manhãs, outras, o meio do dia. Não importa o período, desde que você saiba quando é a melhor hora de ficar sozinho ou se recuperar e preserve esse intervalo. Ter essa noção significa saber quando você mais se concentra e trabalhar em função disso para se recuperar nas horas que não rende tanto. Ou vice-versa.

Meu único computador totalmente funcional fica no meu escritório, então qualquer trabalho envolvendo clientes tem que ser feito nesse espaço e estar terminado antes de eu ir embora. Se não acabei, não levo trabalho para casa. Isso me ajuda a gerenciar o meu tempo semanal e diariamente. Não acho que um escritório ou um computador de mesa sejam sempre necessários, mas limitar onde e quando você trabalha é útil. Só porque é possível levar seu computador para qualquer lugar não significa que você deva fazer isso.

EXERCÍCIO DO CAPÍTULO 3

DIMINUIR O RITMO – OU COMO NÃO TRABALHAR DEPOIS DE TER PASSADO O DIA TRABALHANDO

Ainda há dias em que trabalho literalmente o dia inteiro, em parte porque adoro, em parte porque às vezes fico um pouco obcecada, e muitas vezes porque me esqueço de fazer intervalos. É por isso que criei a regra rígida e inegociável de "nada de trabalho após as 10 horas da noite".

Descreva seus rituais noturnos aqui para ajudá-lo a decidir a que horas você precisa parar de trabalhar.

_____

_____

_____

_____

_____

_____

_____

_____

Eu _amo_ poder me desconectar de verdade. Não apenas usar o modo avião ou botar o telefone no silencioso, mas desligá-lo. Antes de começar minha jornada para me "curar do celular", acho que passei literalmente um ano inteiro sem desligá-lo. Tenho certeza de que a maioria de nós nunca o desliga. Isso me dá calafrios. Desligue seu celular.

Costumo dormir por volta das 23h30, então 1h30 parece tempo suficiente para relaxar. Às vezes, tenho vontade de tricotar assistindo a algum programa durante esse momento, mas recentemente me comprometi a eliminar os eletrônicos, incluindo a televisão, a não ser que esteja acompanhada por amigos, alguém especial ou algo assim. Aí tudo bem, porque também estou me conectando.

MEUS RITUAIS NOTURNOS

- Por volta das 21h30, começo a me lembrar de que preciso desligar os eletrônicos em 30 minutos, então mando uma última mensagem ou e-mail, confirmando todos os planos da manhã, e ponho o pijama.
- Às 22 horas, desligo tudo. Nada de celular ou computador.
- Entre 22 horas e 23h30, bebo um chá e leio. Às vezes, é uma zona intermediária, porque adoro ler livros sobre criatividade e que têm relação com o meu trabalho... Ainda assim, não deixa de ser uma leitura, e não é uma ação que gera dinheiro diretamente, então a sensação é de que estou desacelerando, e não trabalhando.
- Amo tomar uma boa taça de sorvete às 22h30 :)

- Esse também é um ótimo momento para passar tempo com um parceiro ou as pessoas que dividem a casa com você. Fiquei surpresa com quanto meus relacionamentos melhoraram quando passei a diminuir o ritmo e desligar o telefone.
- Tenho um pequeno ritual de acender velas à noite, com muitas cores diferentes para funções diferentes (ver lista a seguir). Isso me ajuda a estabelecer metas e a fazer uma pequena oração noturna, expressando gratidão pelas minhas últimas 24 horas na Terra.
- Vou para a cama. Também posso ler mais um pouquinho até pegar no sono. Ah, e ligo o ventilador. Sou viciada em barulho de ventilador.

Essas ações não só me ajudam a relaxar à noite e a despertar pela manhã como também mantêm a mente limpa e atenta ao longo do dia. Se deixar de ler ou escrever de manhã, há muito mais chance de eu me esquecer de fazer uma pausa no meio do dia quando estou estressada e sobrecarregada.

GUIA SIMPLES PARA AS CORES DAS VELAS

PRETO: ancoramento, sabedoria, aprendizado, proteção, repelir energias negativas.

BRANCO: paz, verdade.

AZUL: comunicação, foco, paciência, verdade, inspiração.

LILÁS: intuição, cura.

LARANJA: alegria, energia, criatividade.

PRATA: energia feminina, consciência psíquica, magia da lua.

MARROM: bênçãos para o lar, concentração, magia da terra.

AMARELO: prazer, felicidade.

VERDE: prosperidade, abundância, dinheiro, crescimento.

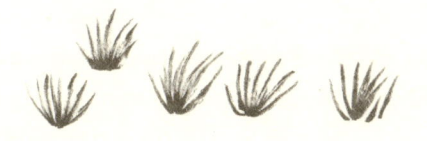

CAPÍTULO 4

Quais são as áreas indefinidas no meu trabalho?

À medida que continuamos a navegar nas diferenças entre trabalho e emprego, precisamos ter em mente a seguinte meta: criar equilíbrio — ou, mais importante, ter a intenção de criar equilíbrio. Quando o trabalho começa a atrapalhar o equilíbrio, que é a noção mais completa de autocuidado, talvez seja preciso examinar mais a fundo o que é trabalho para você.

Tricotar é provavelmente a minha maior área indefinida. Sem dúvida, é a melhor maneira de me distrair, relaxar, esquecer o dia. Mas também compartilho o que faço porque vendo fios na minha loja. Então, me pergunto: manter certas coisas em particular é uma maneira de definir o que é trabalho? E se eu não tirar fotos de todos os meus projetos, como no caso de um presente que estou fazendo para dar a uma amiga? Posso tricotar algo para outra pessoa, enviar pelo correio e sentir a verdadeira alegria e satisfação quando receberem o que fiz sem precisar que alguém mais fique sabendo. Às vezes, compartilhar minhas produções faz parte do meu trabalho e, às vezes, a pura e simples emoção conseguida com algumas centenas de curtidas diminui seu valor e sua simplicidade. Só precisa virar trabalho se eu quiser que se torne trabalho. Querido pano de prato, você não é trabalho.

PALAVRAS DO PADEIRO JOSEY

Eu sou um padeiro. É tão bom dizer isso! Sou um padeiro e amo meu trabalho! Não só isso, mas quanto mais tempo passo nessa profissão, mais eu a amo. Como isso é possível, você se pergunta? Depois de 7 anos no ramo, tenho mais perguntas do que respostas, e todos os dias me proporcionam uma oportunidade de explorar o desconhecido, praticar minha paciência e sensibilidade e fazer belos e deliciosos produtos que unem as pessoas. Sem contar que posso fazer isso com e para uma comunidade na qual me sinto profundamente enraizado.

Sim, me sinto muito sortudo por poder dizer que amo o que "sou" — padeiro. Graças a algum golpe de sorte, consegui transformar minha paixão em minha profissão, e não passa um dia sem que eu me sinta grato por isso. Mas a verdade é que hoje em dia passo a maior parte do meu tempo ocupado com outras atividades além de assar pão. É uma das consequências do "sucesso" de uma pequena empresa, sobre a qual a maioria das pessoas não fala — quanto mais bem-sucedido na sua profissão, menos você se envolve com sua paixão. Mas isso não é uma coisa ruim. É apenas uma oportunidade para sua paixão evoluir e continuar evoluindo, encontrando beleza em lugares onde nunca soube que ela existia. Eu sempre me pergunto o que vou encontrar amanhã.

ALGUMAS PALAVRAS DE ANGEL NAFIS
SOBRE TRABALHAR COM TUDO

Como escritora, meu trabalho é formalmente ser uma boa observadora. Bons poemas exigem que eu note o que está acontecendo ao meu redor e dentro de mim e tente pôr minhas observações em palavras antes que elas desapareçam. Então, nesse sentido, estou sempre trabalhando. Quando estou no trem, quando estou no chuveiro ensaboando as axilas, em casa, quando estou discutindo sobre de quem é a vez de limpar a caixa de areia do gato, infeliz ou felizmente o poema está sempre ali, esperando por mim para percebê-lo. Às vezes, pode ser um pouco cansativo, ainda mais para alguém com a minha personalidade, que procura exaustivamente maximizar as oportunidades e começar a próxima tarefa antes de terminar a anterior. Então, para diminuir o ritmo e separar minha vida profissional da minha vida "normal", tento descarregar meus pensamentos criativos espontâneos em um caderno próximo ou no aplicativo de notas do meu telefone. Isso ajuda a tirar o pensamento ou o verso de um poema do foco de atenção do meu cérebro e me permite ficar presente em qualquer tarefa ou no momento que estou vivendo. E quando a beleza é potente demais, e meu coração está voraz demais para que isso funcione, é sempre bom lembrar que parte de trabalhar com tarefas que envolvem criatividade é saber quando se render aos seus instintos. Essa rendição pode lhe trazer seus trabalhos mais recompensadores e surpreendentes. Como este poema que escrevi:

No Cracker Barrel em Tewksbury, Massachusetts (trecho)*

Soando como alarme, uma voz dizendo se você está aqui, estou aqui.

Voltando para casa, o condutor do trem azul-apreteado que pisca para mim e mantém as portas abertas por vinte segundos a mais.

---

* Veja o poema completo de Angel no Apêndice (página 107).

A caixa de cabelos castanhos do banco, que, apesar das risadinhas sem entusiasmo para as minhas piadas, circula seu nome no cartão que me entrega. O carteiro que me deu passagem na calçada e disse eu não quero incomodar, não quero te assustar, mas você é linda.

Esses anjos periclitantes, propagando-se, anônimos, sobrenaturais, bem na hora.

Talvez haja muitas áreas indefinidas no seu trabalho e, de certa maneira, este capítulo poderia ter vindo no lugar do anterior. De qualquer modo, analisar as atividades do dia a dia é uma ótima maneira de começar a identificar quais são as suas áreas indefinidas.

Para mim, isso se aplicaria ao fato de compartilhar meus rituais e minhas práticas de sobrevivência/autocuidado. Por exemplo, meu ritual de ir à praia todas as segundas-feiras e postar nas redes sociais tornou-se parte da minha... bem, "marca". Quando vou à praia não me sinto como se estivesse trabalhando — pelo menos não no sentido de estar fazendo tarefas administrativas ou coisa do tipo. Mas faz parte do meu trabalho compartilhar minha vida e meu processo, e ir à praia toda segunda-feira é parte disso.

Aqui estão algumas palavras de Nicole Lavelle, designer e artista de prática social cujo trabalho está intimamente relacionado a sempre notar e participar das coisas. Sua pesquisa e seu trabalho, por exemplo, foram escrever estas palavras (mas é uma área indefinida).

Nicole e eu adoramos ir à feira do condado juntas. Ela realmente valoriza e explora conceitos como lazer, relaxamento e comunhão com a natureza, tanto para visitar quanto para encontrar um lar. A seguir, estão algumas reflexões sobre o tempo para relaxar e como ele ainda pode se parecer com trabalho, exigindo nossa presença e atenção.

É difícil estar completamente presente. É raro que uma experiência de lazer capture minha atenção, me envolva e seja capaz de me impedir de ter pensamentos de planejamento ou preocupação com o futuro.

A feira é uma exceção. A feira é uma experiência mais envolvente. Para mim, uma mudança acontece assim que termino de comprar meu ingresso da pessoa no quiosque de madeira compensada e passo pela corrente para o terreno de areia lotado no verão.

A feira é superestimulante, no melhor sentido. Requer toda a minha atenção. Isso exige que eu esteja presente.

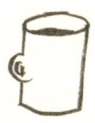

Talvez minha maior área indefinida seja essa pesquisa sobre como trabalhar melhor. Talvez seja isso que eu procure nisso tudo. Não como não trabalhar ou descobrir exatamente qual o limite. Mas como trabalhar de uma maneira clara — uma forma de trabalhar que me permita permanecer comprometida com a minha prática, a minha família e o meu negócio.*

---

*   Veja a reflexão completa de Nicole no Apêndice (página 109).

Sempre me sinto inspirada por esta lista elaborada por Peter Fischli e David Weiss:

Como trabalhar melhor

1. Faça uma coisa de cada vez.
2. Identifique o problema.
3. Aprenda a ouvir.
4. Aprenda a fazer perguntas.
5. Saiba diferenciar as bobagens do que é sério.
6. Aceite a mudança como algo inevitável.
7. Admita seus erros.
8. Seja objetivo.
9. Fique calmo.
10. Sorria.

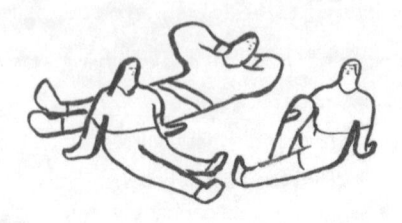

EXERCÍCIO DO CAPÍTULO 4

Os símbolos são importantes e também uma maneira fácil de entrarmos em contato com nossas verdades e nossos desejos mais profundos. Encontre um oráculo ou um baralho de tarô que chame sua atenção. Você também pode fazer o seu próprio: basta pegar um monte de cartões e escrever neles palavras das quais goste ou colar imagens que, de algum modo, são inspiradoras para você.

Eu adoro o baralho Road to Nowhere Oracle, do Spirit Speak, e o baralho de Tarô Aquariano.

Uma tarefa diária para mim é revelar uma dessas cartas. Antes de ler o livreto que explica o significado de cada uma delas, pergunto a mim mesma o que vejo — que história está sendo transmitida para mim e quais mensagens estão contidas nela.

Você pode separar um caderno para anotar suas descobertas todos os dias. Preste atenção no que aparecer mais de uma vez. Considere também o seguinte:

* Às vezes, você ganha dinheiro com seus passatempos?
* Qual a relação entre sua presença nas redes sociais e sua maneira de ganhar dinheiro?
* Que tarefas particulares/passatempos/práticas espirituais você faz por si mesmo e que ninguém mais conhece ou vê?

CAPÍTULO 5

Como não trabalhar quando não estiver trabalhando

omo seria de fato não trabalhar?

As pessoas que participam das minhas oficinas ou conhecem este projeto costumam me perguntar: "E aí, Cody, qual é a RESPOSTA? Como não trabalhar o tempo inteiro?". Atenção, spoilers a seguir: se eu fosse resumi-lo, este livro poderia ter sido um panfleto de uma página dizendo: "Desligue o telefone, vá dar uma volta e não conte a ninguém que fez isso".

Talvez eu esteja simplificando demais as coisas. Se você é botânico, ficar ao ar livre com as plantas já é seu trabalho. Mas esse é mais ou menos o espírito: quando seu telefone está desligado, mesmo durante o trabalho, você está se conectando com o mundo em vez de assisti-lo digitalmente. Quando estou dançando, não sinto que estou trabalhando, embora esteja sendo paga. Quando estou respondendo a e-mails sobre realizar uma oficina de dança, sinto que estou trabalhando, embora não esteja recebendo por isso.

Então, identificar as partes do nosso trabalho que não *parecem* trabalho, aquelas áreas indefinidas, e honrá-las é especial. E lembrar-se de sair sem documentar cada momento tem sido, para mim, a chave para não me exaurir e não trabalhar o tempo inteiro.

Grande parte da minha capacidade de reduzir o ritmo de trabalho veio quando compreendi que era viciada em celular. Sim, isto mesmo: viciada em celular. Em escapismo pelo celular.

Às vezes, o celular é uma maneira de ficar obcecada pelo meu trabalho. Às vezes, o celular é uma maneira de me conectar ao meu trabalho. Às vezes, é uma maneira de escapar de qualquer perturbação criativa interior que eu esteja experimentando e mergulhar em um mundo que não é a minha vida real.

A relação com o celular aparece várias vezes neste livro. É uma relação sobre a qual eu sinceramente gostaria de não escrever, queria que fosse: "Olha só, pessoal, já resolvi tudo, estou ótima, AMO TANTO A MINHA VIDA que nunca quero nem olhar para meu telefone".

De vez em quando, isso é até verdade. Mas a minha questão com o celular ressurge em momentos inesperados e de maneiras irritantes, que causam distanciamento.

Aqui estão algumas coisas que já tentei, e venho tentando, para melhorar a minha relação com meu celular.

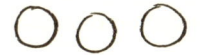

IDEIAS PARA SUPERAR O VÍCIO EM CELULAR

Xô, aplicativos: aplicativos estão proibidos. Delete todos eles. Mesmo que só por um dia. Ou uma semana.

Não baixe o aplicativo do Facebook. Você não precisa dele de verdade. Você pode até querer, mas não precisa, então deixe o Facebook ser a única rede social que você usa no maldito computador. Vamos nos permitir o tempo e o espaço para esperar e entrar nele depois.

Uma observação sobre aplicativos e viagens: às vezes, melhor do que trabalhar duro é trabalhar com inteligência quando se está viajando. Se esse for o caso, então tudo bem, baixe o Facebook no celular. Mas se estiver experimentando uma semana de trabalho comum com acesso ao computador, recomendo excluir o aplicativo.

Uma nota sobre os aplicativos de clima e mapas: Geoffrey Holstad, um designer da Patagônia, facilitador da residência criativa Cabin-Time e amigo querido e inspirador, sugeriu que eu deixasse apenas os aplicativos meteorológicos e o Google Maps — portanto, se quiser uma verdadeira desintoxicação das mídias sociais, essa é uma opção.

Um telefone antigo: experimentei e adorei. Experimentei e odiei. Não sei por onde começar...

A solução que encontrei foi arrumar um celular *flip* antigo e usar meu iPhone desativado apenas para acessar o wi-fi e para servir como iPod ou tablet, funções necessárias para o meu negócio. Assim, eu ainda tinha os recursos de um iPhone completo, só que agora estava gerenciando dois dispositivos.

Não foi uma melhoria. Parecia que eu tinha aumentado o caos ao invés de diminuí-lo. Eu também nunca tinha percebido com que frequência mando mensagens para meus amigos, tanto os que moram perto quanto os que estão longe. Quando mudei para o celular antigo e perdi a fluidez do iMessage (tanto pela sua mágica da digitação rápida quanto pelos emojis, uma verdadeira linguagem), minha comunicação ficou atrofiada.

Como amar algo que parece separá-lo do restante do mundo? Como deixar essa coisa nova ganhar seu coração? Como falar sobre ela sem se sentir um maluco? A conclusão de que meu telefone estava me ajudando a me conectar com os outros tanto quanto estava me isolando foi o começo da cura em relação ao meu iPhone.

No fim, resolvi ter apenas um celular. Descobri que carregar dois dispositivos era uma distração ainda maior do que ter apenas um. Se eu tivesse sido capaz de criar um mundo onde nunca precisasse ou quisesse ter a tecnologia na ponta dos dedos, talvez pudesse ter funcionado. Mas a realidade é que ignorar seu telefone em um mundo onde todos têm um não é uma solução. Então, tento estabelecer algumas semelhanças com um celular *flip* — esse aspecto menos intenso, com um leque limitado de opções — sempre que posso. Isso me fez começar a carregar uma câmera descartável (o que ainda faço) como uma maneira de documentar minha vida e meus amigos sem ter que pegar meu celular a cada 2 minutos. Gostei bastante de ter dois dispositivos separados: um para fotografar e outro para me comunicar. Ainda tento agir assim quando faz sentido.

Caixa do telefone: esta é uma ideia que peguei emprestada da incrível Caroline Paquita, minha amiga e editora.

Arrume uma caixa. Pode ser bem simples. Uma caixa de sapatos funciona, mas é divertido arranjar uma caixa de madeira bonita ou algo mais simples que você decore com tinta ou colagens. Faça dela um templo. Não um templo para o celular, mas para o *espírito*, que terá uma carga mais leve quando você começar a usar a caixa.

Você decide quanto tempo quer passar *sem olhar* para o telefone. Eu gosto de ficar um período mais longo do que me sinto confortável. Vamos começar por 3 horas. Tudo bem se você nunca passou, literalmente, 3 horas sem olhar para o celular. Vamos tentar.

Bote o telefone na caixa. E vá fazer alguma coisa: trabalhar, escrever, caminhar, todos os itens acima. Qualquer coisa que o faça se sentir vivo. Use esse período como um intervalo na comunicação com as pessoas. Você não precisa ter uma razão real, profunda ou significativa para usar a caixa. Quando é hora, é hora. Ou quando não parece que é uma boa hora, talvez seja o melhor momento para tentar.

Respeite o tempo que definiu. Não tire o celular da caixa até chegar a hora.

Isso me lembra, em muitos aspectos, o curta-metragem de Miranda July, *A Handy Tip for the Easily Distracted* [Dicas úteis para os facilmente distraídos], no qual ela coloca todos os seus eletrônicos debaixo de tigelas e depois faz de refém um vestido branco que adora, colocando uma forma rasa de suco de uva sobre ele. Pode parecer estranho ter chegado a um ponto em que você precise de uma caixa. Mas tudo bem. Esse é o mundo em que vivemos, e não há nada de errado em precisar de uma caixa para o celular.

Sugestões de aplicativos

Pode parecer contraditório usar um aplicativo para moderar o uso do telefone, mas estes são alguns que achei úteis:

Moment: um aplicativo gratuito que rastreia o tempo de uso, quantas vezes você pega seu telefone em um dia e quanto tempo você gasta em cada aplicativo. É assustador. E lindo demais. Pode ser uma grande surpresa ver quantas *horas* somam um monte de olhadinhas de 5 minutos e mensagens de 2 minutos. Defina sua meta de quanto tempo de uso deseja em um dia e o aplicativo faz um gráfico interessante para que você possa ver se passou ou não dela. Verde para ótimo trabalho, amarelo para quase lá e vermelho para quando extrapolar. Você fica no vermelho *todos os dias?* Tudo bem, talvez seja melhor aumentar o limite de tempo e começar daí. Deixe-se ver um pouco de verde.

A ideia não é se punir. É ter informação. Isso tudo é apenas informação. O que você faz com ela é um processo gentil e delicado, e não tem problema se alguns dias ficar 6 horas. Ou talvez isso seja muito, mas nesse dia, em especial, você escreveu um livro no seu telefone.

Navegar tudo isso é incrivelmente pessoal. Mas, se achar difícil, saiba que não é um problema.

Freedom: este é um aplicativo que permite um teste gratuito (há muitas opções gratuitas, mas esse pode ser bom para alguns). Você pode bloquear aplicativos do seu telefone, de 1 a 24 horas! É super útil. Ele também impede que você entre no navegador do seu telefone. Porque todos nós já tivemos o momento em que excluímos um aplicativo e acabamos indo no navegador acessar o site mesmo assim...

SelfControl: este é um aplicativo para o computador (está disponível em selfcontrolapp.com), e é meu favorito por quase uma década. Com o SelfControl, é possível criar uma lista dos sites que não deseja acessar no computador durante o horário de trabalho, bloqueando qualquer acesso. É ótimo saber que posso trabalhar no Google Docs e no Gmail, mas sem qualquer acesso a Tumblr, Pinterest, X/Twitter, Instagram, Facebook etc.

Ele é especialmente importante porque, mesmo quando tiro meu celular do cômodo ou o desligo, muitas vezes tenho tantos e-mails para responder e tanta coisa para escrever que me sinto sobrecarregada e acabo me distraindo on-line. Acho que às vezes fico com medo de ser sugada pela internet, então nem quero tentar me sentar e trabalhar. Lembram-se do Roger do início do livro? Aquela voz interior que me diz que vou fracassar antes mesmo de começar com base em experiências passadas? É nesses momentos que ele aparece.

ROGER NÃO ESTÁ CERTO. Saber que essas distrações estão bloqueadas torna mais fácil tentar de novo e colocar Roger em seu devido lugar. Agradeça à voz interior por notar seus padrões de comportamento, baixe essa ferramenta gratuita e tente de novo com a cabeça erguida.

Desligue: este aplicativo veio antes de todos os outros — o botão de desligar. Sério, apenas desligue o celular. Vai ser ótimo.

Melhor ainda, desligue-o e deixe-o dentro do carro, na garagem.

SOBRE SE DESCONECTAR,
POR SARAH SCHULWEIS,
CONSULTORA DE NEGÓCIOS

Eu amo que a tecnologia tenha me dado o conforto da palavra escrita, já que a minha introversão é ao mesmo tempo um recurso e uma frustração. Quando tenho a oportunidade de expressar meus sentimentos ou ver como estão meus amigos e dizer quanto os amo por e-mail ou por mensagem, a tecnologia me dá a chance de me relacionar enquanto protejo minha limitada energia extrovertida.

Então, como nos desligar disso? Literalmente, com o botão de desligar.

O melhor do nosso trabalho criativo — pensar no todo, criatividade, estratégia, ideias, estabelecer conexões — só pode acontecer quando você dá um tempo. Claro, houve semanas em que senti que estava trabalhando sem parar, mas aproveito bem os dias, as semanas, os meses em que sinto que o equilíbrio é prioridade.

Deixo meu celular em outro cômodo ou longe de mim o máximo possível. Saio para caminhar sem ele. Desligo-o quando vou para a terapia, quando saio para jantar com amigos ou sempre que preciso prestar atenção em qualquer coisa que não seja o telefone.

Eu evito entrar em aplicativos viciantes.

Sempre reforço para meus clientes e amigos que às vezes é difícil falar comigo e que uma resposta pode demorar um pouco, mas que eu os amo e me importo com eles.

A tecnologia é minha ferramenta de trabalho mais cobiçada e, quando me sinto cansada, frustrada ou tenho pensamentos negativos sobre mim mesma, faço uma pausa e entro em contato com meus pensamentos verdadeiros.

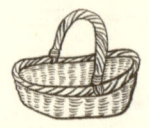

Modo avião: quando estiver dormindo, você não quer que as ondas celulares cheguem.

Definir horários para uso do celular: essa prática pode ajudar você a realmente amar e honrar o tempo que passa usando o celular. Eu me permito olhar o meu feed de notícias todos os dias às 13h da tarde por 20 minutos.

Assim, não é preciso sentir uma culpa enorme. Você pode apenas aceitar que chegou a hora de olhar as redes sociais.

Além disso, pode definir uma regra como "Nada de celular antes das 10h da manhã" ou uma pausa sem telefone durante as tardes ou noites.

Explore as possibilidades! Não existe só um jeito certo que funcione para todo mundo.

EXERCÍCIO DO CAPÍTULO 5

A seguir, escreva as respostas para as seguintes perguntas.

- Que atividades fazem você se sentir relaxado de verdade?
- Quais os passos concretos para criar limites bem definidos e em relação ao trabalho? (Por exemplo, eu deixo uma cesta de tricô ao lado do sofá para que sempre possa me ocupar com isso em vez de com o celular ou o notebook).
- Como você se sente com o seu corpo quando não está trabalhando? De que maneiras pode recuperar esse sentimento?
- O que pode carregar consigo e que poderia servir como uma ferramenta para não trabalhar no transporte público ou quando você sabe que terá tempo livre fora de casa? (Comecei a carregar um caderninho e canetas para desenhar!)

_____

_____

_____

_____

_____

_____

_____

_____

CAPÍTULO 6

Fazer uma pausa

xplorar a ideia de uma pausa saudável tornou-se muito importante para mim. Ela pode ser diferente para cada pessoa. Talvez uma pausa saudável para você seja caminhar, enquanto para outra pessoa seja escrever um livro sobre caminhada, e, assim, precisará de outra atividade. Uma pausa pode consistir em preparar uma refeição, que para algumas pessoas é uma tarefa chamada "alimentar-se". Mas sei que, no meu mundo ocupado de sempre estar fazendo alguma coisa, às vezes o simples ato de preparar uma salada é um não trabalhar maravilhoso.

Uma das minhas maneiras favoritas de dar uma pausa é me alongar, mexer um pouco e fazer ioga. No entanto, a dança e o movimento estão, de muitas maneiras, ligados ao trabalho. Então, lá vamos nós de novo, mergulhando nas áreas indefinidas que desafiam este livro.

Mas no que sinto ser minha carreira — escrever livros/ dar aulas — descobri que o movimento sem expectativa (ou que não está ligado à pesquisa ou ao planejamento das aulas) pode ser uma pausa do trabalho. Do trabalho no sentido de emprego.

Ter uma prática regular de movimento, seja caminhar, dançar, fazer ioga ou se alongar, nos mantém presentes e ligados ao nosso corpo. É uma maneira de permanecer em sintonia com nós mesmos, o que nos mantém disponíveis e úteis para nossas comunidades.

Quando trabalho de casa, a primeira providência que tomo é arrumar algo para lanchar e preparar meu tapete de ioga. Assim, quando chega a hora de fazer uma pausa, já estou abraçada pelo universo e preparada. No meu estado de cansaço, não preciso pensar *se* devo pegar meu tapete de ioga, porque fiz os preparativos antes de começar o trabalho. E, quando é hora de fazer uma pausa, é mais fácil.

A ioga entrou e saiu da minha vida de várias maneiras, mas mesmo a mais breve prática — seja a pose da criança ou botar as pernas esticadas apoiadas na parede — é muito eficaz para me ajudar a me ancorar quando estou em um estado mais caótico.

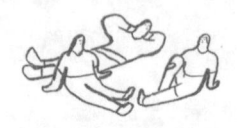

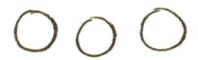

A coisa boa da prática do movimento (ou da quietude) é que aprendemos a deixar nosso corpo ser nossa âncora. Aprender a linguagem das sensações e o que significa honrar a nós mesmos à medida que exploramos nossa capacidade vem com o tempo. Conforme navegamos pelas diversas camadas de nossa experiência, temos a oportunidade de nos reencontrar e passar de dispersos a equilibrados.

Um grande ganho que temos ao nos dedicar a uma prática é que, à medida que evoluímos, respostas para perguntas como "isso é certo para mim?" ou "do que preciso agora?" vêm com mais naturalidade, porque aprendemos a conhecer nosso corpo. Isso não torna as coisas fáceis, mas as torna mais simples.

A parte difícil de separar um tempo e um espaço para fazer uma pausa e se dedicar à atividade física é que, no começo, isso precisará ser deliberado. Pode até parecer meio forçado. Logo você vai começar a sentir a doçura que vem de saber que toda vez que escolher fazer uma pausa, está escolhendo a si mesmo.

— Rachelle Knowles, professora de ioga

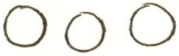

CANTAR. ESCREVER. REZAR.
por Brandi Harper, tricoteira

- Eu me levanto para beber água antes de começar a mexer no celular.
- Depois vem uma limpeza com vinagre de maçã, água de limão ou *kombucha*.
- A manhã começa com uma vitamina como café da manhã e a preparação de um suco verde para mais tarde.
- Escolho três *asanas* e as pratico em casa.
- Preparo refeições três vezes por semana.
- Pratico *hot yoga* três vezes por semana.
- Saio em um encontro comigo mesma uma vez por mês.
- Canto. Escrevo. Rezo. Isso nunca é demais.
- E estou honrando todos os dias a neurose de sempre fazer coisas em trios.

EXERCÍCIO DO CAPÍTULO 6

Pegue um pedaço de papel. Anote nele as respostas às perguntas a seguir. Fixe-o na parede.

- Como seria sua pausa de quinze minutos? Pernas para cima, apoiadas na parede, dar uma volta no quarteirão, beber um copo d'água?
- E como seria uma hora sem trabalhar?
- E cinco horas?
- Ok, lá vamos nós, como seria um dia inteiro sem trabalhar?
- E férias?
- Como seria uma viagem de trabalho?
- Quero trabalhar durante as férias? (Não tem problema algum se você quiser, mas, no meu caso, já fiz viagens de férias nas quais me esqueci completamente de separar um tempo para não trabalhar, então nos poucos momentos em que estava fazendo uma pausa, eu me sentia muito culpada por não estar trabalhando!)

CAPÍTULO 7

Não há como errar — ou o meu manifesto pessoal

Acabei de pesquisar o significado de "não há como errar" para ver o que apareceria. Uma foto minha fazendo um vestido apareceu. É dos meus pés, ao lado do tecido de um vestido no chão da minha casa em Michigan. Nela estou costurando um vestido para o meu chá de panela, um dia bastante agradável para um casamento que não durou nada. Não durou nada, mas não falhou — transformou-se numa nova parceria.

Não há como errar; há apenas mudanças e reorganização.

Esse exemplo é muito pessoal, mas se aplica a diversos outros aspectos da minha vida.

Um exemplo menor de como isso ocorre é quando atraso o envio das encomendas. Meus pedidos pela internet entram, eu me esqueço de pedir ajuda e aí me afogo no meu próprio julgamento por não estar desempenhando bem o meu trabalho. Infelizmente, ficar pensando "nossa, pisei na bola mesmo" não ajuda em nada a resolver o problema. Mas dá para mudar, reorganizar-se. Comunicar. Na maioria das vezes, quando meu atraso exige um pedido de desculpas, correções ou reembolso, posso mandar um e-mail ao cliente explicando exatamente o que está acontecendo, dando assim sentido ao meu erro em vez de ignorá-lo/torcer para que desapareça.

Acho que é assim que nos curamos de ter tanto medo de errar ou de quando as coisas se complicam. Ter esperança de que uma situação difícil vai desaparecer não leva a lugar algum. Temos que ser honestos, estar abertos e dispostos a explicar quando algo fica mal compreendido.

Um bom exemplo é de quando, em 17 de maio de 2011, parei de beber. No momento em que escrevia este livro, fazia mais de 7 anos desde que bebi pela última vez. Embora eu me comprometa com essa resolução por apenas 24 horas de cada vez, no momento em que você ler isto, talvez ainda seja verdade. Se não for, terá se tornado uma verdade diferente. Quando reexamino o primeiro semestre de 2011, parece que cometi vários erros. Mas, quando penso em todos os momentos que me trouxeram até aqui, percebo que realmente não há como errar.

Não aproveitei muitos manifestos mais longos, porém sinto que todos os dias eu me dou um pequeno encorajamento ou um pequeno *sim* que me leva longe. Eles podem vir de qualquer lugar. No meu caso, às vezes puxo uma carta do baralho de tarô antes de escrever minhas páginas matinais e depois a utilizo para escrever uma ou duas frases. Caso eu pegue a carta que indica nascimento, por exemplo, posso escrever:

Hoje farei nascer tudo que é novo.
Hoje darei à luz a mim mesma e vou me acalentar.
Hoje nascerão ideias antigas e novas.

Ou se pegar a carta da água, pode ser tão simples como:

Hoje vou beber litros de água.

Seu manifesto não precisa ser espiritual ou poético, ou até pode ser o poema mais poderoso que você já escreveu. Seu manifesto também pode ser uma lista de tarefas sobre como amar a ida ao supermercado.

Jacqueline Suskin, poeta e amiga minha, é alguém a quem sempre recorri para conseguir até os menores manifestos. Parte de sua prática é a poesia performática: improvisar poemas para as pessoas em situações cotidianas ou especiais, uma festa, na feira de agricultores, em um chá de bebê. A seguir, ela discutirá sua maneira de colocar o manifesto em um Ideal Diário.

UM MANIFESTO SOBRE O IDEAL DIÁRIO,
POR JACQUELINE SUSKIN

Já faz anos que sempre reservo um tempo para ir a retiros. Eu me planejo para deixar meu dia a dia para trás e ir a um lugar tranquilo, onde mal conheço alguém. Na solidão, sou incrivelmente produtiva. Durante um desses retiros em Joshua Tree, pensei na minha vida na cidade e me perguntei: o que eu faria em casa se tivesse um dia inteiro sem ser interrompida? Enchi uma página do meu caderno, separando-a em várias categorias, como prática espiritual, exercícios, projetos criativos e divulgação do meu trabalho. Dentro dessas categorias, elaborei listas que me ajudaram a esclarecer minhas prioridades. Compilei todas essas considerações em uma página de diretrizes que gosto de chamar de Ideal Diário.

Ideal Diário

Acordar cedo — chá.

Alongar — altar — chá.

Escrever — ler — comer — escrever.

Trabalho — caminhada — trabalho — chá.

Planos — amigos — dançar.

No mínimo uma vez por semana.

Mar — floresta — deserto.

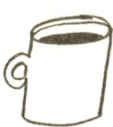

10 horas — 22 horas regras telefone.

10 horas — 15 horas foco.

Noite — relaxar.

Sem prática.

Acordar cedo. Manhã solidão e quietude.

Tempo no altar. Chá quente, escrever, torrada, mingau, fruta...

Tempo do lado de fora, caminhada, alongamento, ser...

Trabalhar num projeto específico por um bom tempo, mínimo de internet, só para pesquisas.

Comer bem, beber muita água e chá.

Pelo menos 1 hora de leitura por dia.

Exercício, ioga, dança, bicicleta, nadar é uma boa...

Estudar: outra língua, ecologia, história...

Me conectar de modo verdadeiro com um(a) amigo(a).

Hora do altar. Ir para cama cedo.

Isso é diferente de uma lista de tarefas ou de uma grade de horários. O Ideal Diário é uma base confiável para a qual sempre retorno quando perco o foco ou me distraio. Se eu seguir minhas sugestões, acabo com um estilo de vida que permite que eu me sinta satisfeita e produtiva.

Além do Ideal Diário, adoro estabelecer regras para mim mesma e ter algumas coisas específicas das quais não abro mão. Por exemplo, toda manhã e toda noite eu me sento diante de um altar e acendo uma vela. O que ocorre em frente ao altar varia: rezo, medito, respiro, agradeço, pego cartas do baralho, seguro cristais e queimo sálvia... Não importa o que mais esteja acontecendo, quão cansada eu esteja, faço isso todos os dias. Nos últimos 5 anos, perdi apenas algumas sessões, e essa dedicação me restaura, me ancora e me faz lembrar do que estou tentando fazer com a minha vida; é um hábito que clareia a minha mente e me ajuda a me reencontrar.

É nesse momento que podemos celebrar que o que estamos fazendo é digno de ser comemorado. Ou, melhor ainda, identificar o que queremos nos tornar. O truque é que não é permitido julgamento, apenas observações. Assim podemos estabelecer metas, mantras pessoais e elaborar um manifesto pessoal mais longo (ou curto, dependendo do que você sente) — mas *não podemos* nos odiar por não "termos chegado aonde gostaríamos". Não há espaço para isso. Quero dizer, vai acontecer, a voz vai aparecer, mas você pode cumprimentá-la, agradecer e lembrá-la de que já está fazendo suas observações e não precisa transformar esse trabalho em julgamentos.

EXERCÍCIOS DO CAPÍTULO 7

É AQUI QUE MERGULHAMOS NO MANIFESTO PES-SOAL: quais são as palavras mais poderosas que você usa para se descrever? Faça uma lista:

_____

_____

_____

_____

_____

_____

_____

_____

_____

_____

_____

_____

_____

_____

Agora, pegue essas palavras e transforme-as em mantras (por exemplo, "estou me curando", "sou poderosa", "meu lugar na Terra é importante").

Agora, combine todos os seus mantras em um manifesto pessoal.

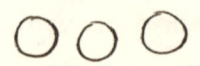

EXERCÍCIO PARA UM NOVO OLHAR

A seguir estão algumas frases que uso para lembrar a mim mesma que posso ativamente mudar meu pensamento, então, quando aquela vozinha negativa do meu cérebro surge, posso reformular as palavras. Por exemplo, se um pensamento típico para você é "não cumpri o prazo, sou uma idiota mesmo", você poderia dizer: "Ops, parece que perdi o prazo de novo. Isso tem se repetido. Como posso me ajudar a cumprir o prazo ou pelo menos me amar apesar de tê-lo perdido? Já sei! Vou preparar um chá, sentar e terminar o trabalho. Mesmo que esteja alguns dias atrasado, ainda pode ser especial".

Passamos muito tempo nos recriminando, e isso dificilmente nos leva a trabalhar melhor.

Algumas sugestões para reformular os pensamentos negativos e transformá-los em pequenos manifestos poderosos de amor-próprio e autoestima:

- Estou bem. Posso me sair melhor da próxima vez. E mesmo que repita a mesma coisa um milhão de vezes, ainda dá tempo de eu mudar e me transformar.
- Errar faz parte da vida. Viver é uma confusão. Se eu entender onde foi que "errei" (estou usando aspas porque não existe isso de errar de verdade), então posso seguir em frente sem julgamentos.
- Vou preparar um chá ou tomar banho. Devo estar sobrecarregada porque não planejei pausas suficientes para descansar.
- Vou largar o celular e respirar fundo algumas vezes. Posso estar me esquecendo de respirar e beber bastante água.
- Vou me permitir fazer algo legal agora, como sair para uma caminhada, uma massagem, talvez ligar para um amigo.
- Agora vou ser útil para outras pessoas e, assim, me libertar dos meus pensamentos autodestrutivos.

Agora, preencha as linhas a seguir usando suas próprias palavras:

Quando trabalho demais, em vez de dizer a mim mesma que cometi um erro, posso dizer:

_____

_____

_____

Quando fizer um ótimo trabalho, em vez de procurar defeitos (como "teria sido melhor se tivesse feito isso logo" etc.), posso dizer a mim mesma:

_____

_____

_____

Quando não conseguir cumprir um prazo, posso dizer a mim mesma:

_____

_____

_____

Quando passo mais tempo do que pretendia no celular, posso dizer a mim mesma:

_____

_____

_____

Use o espaço a seguir para encontrar mais maneiras de praticar a autoaceitação:

_____

_____

_____

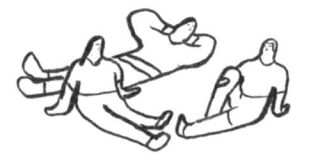

CAPÍTULO 8

Ansiedades e medos

**SOBRE SE COMPARAR COM OS OUTROS
E FAZER UMA COISA DE CADA VEZ,
POR ASHLEY BROWN DURAND, PROPRIETÁRIA
DA SECRET HOLIDAY & CO.**

É fácil olhar em volta e pensar que todo mundo sabe o que está fazendo. Você mede o sucesso das outras pessoas pelo seu número de seguidores, pelo volume de coisas que parecem vender, pelas fotos que postam dos lugares legais para onde viajaram. E, independentemente de todas as suas conquistas, você sente como se estivesse sempre tropeçando, cometendo um erro atrás do outro, cada vez mais perto do fundo do poço, sem chance de escapatória. Mas mesmo os mais aparentemente bem-sucedidos de nós têm dias cheios de angústia por causa de todas as tarefas que ficaram por fazer, pensando em como todo mundo logo vai descobrir que somos uma fraude — que na verdade não sabemos bem o que estamos fazendo e vivemos cometendo erros. É fácil ficar sobrecarregado com as muitas tarefas envolvidas em administrar uma pequena empresa, sem falar no trabalho como ser humano. É fácil sentir que, de repente, os e-mails não lidos vão destruir você por completo. Mas não vão. Você sabe que não. Você só precisa respirar fundo e se lembrar de uma coisa: você não está sozinho. Ninguém tem certeza do que está fazendo, e o que é postado na internet não é real.

Então, sente e faça uma lista. Inclua tarefas como "dar uma volta" e "almoçar", e comece a riscar itens, um de cada vez.

Fadiga adrenal e ansiedade geral

Um dos principais tratamentos para a minha ansiedade são as infusões de ervas. Não sou de modo algum uma botânica, mas tive a sorte de ter acesso a essas informações em minha comunidade e gostaria de compartilhá-las.

Existem muitas maneiras diferentes de ingerir ervas; a mais comum talvez seja tomando chá!

Um chá de camomila enquanto escrevo no meu diário e leio antes de dormir (com o celular desligado) talvez seja a minha maneira favorita de não trabalhar até fechar os olhos. Meu corpo tem a chance de relaxar e posso descansar.

Fui apresentada às infusões de ervas nutritivas de Susun Weed pela minha mentora em Michigan. A seguir, estão as minhas duas favoritas, mas também sugiro confrei, flor de tília e trevo-vermelho. Procure Susun Weed para ter mais informações e acesso ao seu vasto conhecimento.

Urtiga. A infusão de urtiga é, sem dúvida, a minha bebida favorita. Quando as glândulas suprarrenais estão cansadas, podemos sentir um pânico súbito, medo e ansiedade. A urtiga é incrível para acalmar e restaurar essas glândulas, dando poder e luz ao nosso corpo. Essa infusão é o que me permite trabalhar dias longos e não acabar esgotada. A urtiga me ensina a ouvir meu corpo e saber quando é hora de descansar. É muito boa logo antes de uma viagem ou quando vou passar em vários lugares diferentes. Também me ajuda com o sono: estou pronta para dormir quando é hora de dormir e acordo sem dificuldades.

Palha de aveia. A palha de aveia nutre e tonifica o sistema nervoso, e também é benéfica para dentes e ossos. É uma ótima infusão para quando sei que vou ficar perto de muita gente e preciso de um pouco de proteção extra. A palha de aveia é incrivelmente calmante. Também é boa para as pessoas que, além de ansiedade, têm explosões de energia (euzinha aqui).

Como preparar uma infusão

Ponha cerca de 30 g de qualquer uma das ervas em um frasco com tampa de 750 mL, encha-o com água fervente, feche a tampa e deixe descansar de 4 a 8 horas. Coe a infusão e beba!

É simples assim. E, como tantas das tarefas apresentadas neste livro, você pode transformá-la em um ritual! Gosto de pôr a água para ferver quando estou começando a me preparar para a cama. Meço as ervas, ponho o pijama, escovo os dentes, preparo-me para o dia seguinte, boto a água quente na jarra e ligo o alarme. Quando me levanto 8 horas depois, coar a infusão faz parte da minha rotina matinal.

Essa prática não é apenas para mim, mas para todos com quem trabalho e me relaciono, tanto na internet quanto na vida real. Quando estou em lugares cheios, minha ansiedade cresce demais, por isso é fundamental — para estar disponível para o trabalho da minha vida — estar nutrida.

Então, veja só, essa rotina é sobre o trabalho. É sobre poder trabalhar com a mente limpa e centrada, para não ficar dispersa, sem conseguir me concentrar.

Alcoolaturas

Uma das minhas favoritas para a minha rotina matinal e também como remédio natural é a alcoolatura de erva-cidreira. Meia gota de erva-cidreira em um copo d'água pela manhã diminui a vozinha da minha ansiedade, que diz: "Bom dia, hoje vai ser horrível porque você sempre estraga tudo". Relaxa o meu sistema nervoso e me permite uma abordagem mais suave do dia.

Eu também adoro *Devotion*, da Sister Spinster. Desenvolvida pela fitoterapeuta do norte da Califórnia Liz Migliorelli, essa fórmula — com essências de amora, papoula e romã — é projetada para estimular a criatividade e ajudar na autorrealização. É uma essência que tem sido muito útil para mim quando quero inserir novos hábitos e novas rotinas em minha vida.

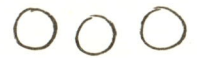

Medo de que não haja espaço para você no universo/no mundo criativo

Isso não é verdade. Precisamos de você. Agora vamos em frente.

Ansiedade por não ter tempo suficiente

Sinto tanto isso. São tantos os projetos que quero fazer que fico morrendo de medo de perder tempo demais com as "coisas erradas" ou não estar focada o suficiente ou... São tantas coisas. Aqui está um pequeno exercício:

ESCREVA SEUS PROJETOS DOS SONHOS

Numere-os na ordem em que deseja concluí-los.

Agora escolha dois ou três e use este espaço para criar uma linha do tempo em que gostaria de concluí-los.

Ok, agora que você tem uma linha do tempo, que medidas concretas pode tomar para realizar seus projetos?

_____

_____

_____

_____

_____

_____

_____

_____

Medo financeiro

Não sou especialista no assunto. Em última análise, descobri que quando tenho clareza absoluta a respeito de minhas finanças — o que está saindo e o que está entrando —, tenho a *liberdade* de tomar decisões mais informadas e não trabalhar demais. Muitas vezes, quando fico exausta por causa do trabalho, é porque estou preocupada com dinheiro. Será que gastei demais em algo este mês? Quanto está entrando? Será que um dia vai haver um "suficiente"?

Descobri que pedir ajuda nessas situações é super, super, superimportante. Ainda falho nisso o tempo todo. Meu relacionamento com a abundância daria um outro livro inteirinho, para falar sobre as minhas origens, minha tendência a gastar de modo compulsivo e também a ser incrivelmente vaga.

Não seja vago sobre como você gasta seu dinheiro.

Acho que esse é o meu maior "conselho". Não porque eu sempre consiga segui-lo, mas porque sei que, quando não sou vaga sobre minha relação com dinheiro e gastos, tanto na vida pessoal quanto nos negócios, posso começar a ver o que está acontecendo e onde. Posso *notar*.

Somos vagos porque estamos com medo. E tudo bem sentir medo; o dinheiro é energia, e há tanta coisa envolvida nisso.

Mas já percebi que, quando estou sendo vaga demais e não examino os fatos, tendo a me sobrecarregar ou me estressar ou ficar ansiosa demais, em vez de olhar os números com calma e pensar: "Ok, preciso ganhar X de dinheiro este mês para cobrir minhas necessidades básicas, e se quiser faturar mais do que isso tenho que dar Y aulas etc.".

A ansiedade e o medo nos mantêm vivos — como humanos e como artistas. Gosto de encarar as emoções de frente e descobrir por que as sinto e a origem delas. A ansiedade saudável pode manter você presente e concentrado. O medo é um indicador de mudanças. Eu não resisto, apenas seguro a mão deles.

— por Sarah Schulweis, consultora de negócios

Capítulo 9

É mais leve do que você imagina

Algo que merece mais algumas linhas é a alegria verdadeira de simplesmente estar vivo. Ler este livro pode parecer trabalho. Trabalhar no próprio desenvolvimento pode ser tão trabalhoso que desistir parece até demandar menos esforço, então vamos fazer isso. Mas é tudo tão mais leve do que imaginamos, essa coisa de se estar vivo. Como podemos gerenciar e manter essa leveza?

Não se isolar: passar tempo com os amigos

Já percebi que muito do meu sofrimento interior em função do meu trabalho e da minha criatividade aparece quando estou isolada — o que não deve ser confundido com passar um tempo sozinha. Eu amo e aprecio ficar sozinha. Mas há algo diferente no isolamento. É mais sobre se esconder, sobre não ser visto. Quando testemunhamos a nós mesmos e uns aos outros e permitimos que guardem espaço para nós, podemos nos abrir.

Música e dança

Pare o que estiver fazendo e ponha para tocar sua música favorita. Cante no carro, no chuveiro. Você não precisa saber cantar para fazer isso (ou, pelo menos, espero que não, porque sou péssima e amo acompanhar as músicas).

E faça isso dançando! Até posso ter um diploma em dança, mas ela é algo do meu *ser* em todos os sentidos e tem sido desde que nasci. E acredito de verdade que esteja em todos nós. Apenas dance pela casa. Talvez até mesmo sem roupa, ou com a sua roupa favorita. Isso o ajuda a se sentir melhor antes que se dê conta.

Listas de agradecimento

Elas sempre me mantêm leve, humilde, a serviço da minha comunidade. Fazer isso muda meu olhar quase que imediatamente. Fico: "Nossa, sim, tenho tanta magia na minha vida". O Sol, a Lua, minha família, café, natação, banhos, tatuagens — a lista pode ser diferente a cada dia. Tente elaborar diariamente uma lista na agenda ou em algum lugar fácil de manter o hábito, mesmo que você só insira um item.

Fazer contato, pedir ajuda

Peça ajuda aos amigos e permita que eles fiquem ao seu lado. E, quando chegar a hora, esteja presente para eles também.

Uma maneira bonita de manter a leveza e espairecer é telefonar ou mandar uma mensagem para um amigo só para perguntar como ele está, oferecer um telefonema de 5 minutos para desabafar, ou comemorar, ou dividir as novidades. Em 90% das vezes, a reação é: "Nossa, que saudade, eu precisava mesmo de você agora!". Ouvi-los e estar presente quando precisam de mim em geral me distrai dos meus próprios problemas.

Grupos de apoio: terapia individual ou em grupo

Manter a leveza, que muitas vezes envolve apenas uma mudança na maneira de ver as coisas, é algo difícil de se fazer sozinho. Aprendi que grupos de 12 passos, círculos de lua nova, clubes do livro, grupos de tricô e outras atividades voltadas para a comunidade me mantêm bem. Elas me mantêm firme e segura, algo que às vezes acho difícil.

> Você não está sozinho, nunca esteve e nunca estará.

Todos esses exercícios e essas ideias são coisas que tirei da minha cabeça. Não sou especialista em nenhum desses assuntos e ainda estou aprendendo a não trabalhar o tempo todo. Enquanto escrevia este livro, acho que o que descobri foi: *tudo* é trabalho, *sempre*. Então, não se trata de jamais trabalhar, ou trabalhar menos, ou não ganhar dinheiro, ou ficar rico. O que estou tentando descobrir é como me perdoar quando sou indisciplinada e como não desistir quando cometo um erro ou não correspondo às minhas próprias expectativas.

Grande parte da minha pesquisa para este livro veio das regras da irmã Corita Kent para a sala de aula:

Regras do departamento de artes da Immaculate Heart of Mary College

Regra n. 1. Encontre um lugar de sua confiança e tente confiar nele.

Regra n. 2. Obrigações dos alunos:

– Exija o máximo de seu professor.

– Exija o máximo dos outros alunos.

Regra n. 3. Obrigações dos professores:

– Exija o máximo dos seus alunos.

Regra n. 4. Trate tudo como um experimento.

Regra n. 5. Tenha disciplina própria. Ou seja, encontre alguém inteligente ou sábio e siga essa pessoa. Ser disciplinado significa seguir um bom caminho. Ter disciplina própria significa seguir o melhor caminho.

Regra n. 6. Não há erros. Não há vencer ou perder, apenas fazer.

Regra n. 7. A única regra é trabalhar. Se você trabalhar, isso vai levar a algo. São aqueles que sempre fazem todo o trabalho que acabam chegando às descobertas.

Regra n. 8. Não tente criar e analisar ao mesmo tempo. São dois processos diferentes.

Regra n. 9. Fique feliz quando conseguir dar conta. Aprecie a si mesmo. É mais leve do que você imagina.

Regra n. 10. "Vamos quebrar todas as regras, até as nossas. E como fazemos isso? Deixando espaço para X quantidades"* — John Cage.

Dicas úteis: Esteja sempre por perto. Vá em tudo. Sempre compareça às aulas.

Leia tudo o que puder.

Assista a filmes com cuidado e com frequência.

Guarde tudo — pode ser útil depois.

Devemos ter novas regras semana que vem.

---

* Tradução livre de "We're breaking all the rules. Even our own rules. And how do we do that? By leaving plenty of room for X quantities", do compositor americano John Cage. [N. E.]

Mais de Jacqueline Suskin:

Outro sistema que ajuda muito é definir prazos. Quando estou trabalhando em um projeto de escrita, faço uma programação semanal. Já há algum tempo, é mais ou menos assim: segunda-feira é o dia que tiro para fazer reuniões no almoço ou estar disponível para atender outras pessoas. De terça a sexta, tento escrever até pelo menos 15 horas da tarde, e das 15 às 17 horas cuido de e-mails e outras tarefas mais voltadas aos negócios. Gosto de guardar as tarefas administrativas para o fim do dia e usar meu cérebro fresco para ser criativa. À noite, encontro amigos, vou a espetáculos ou até tenho algumas reuniões de trabalho. Normalmente tenho eventos aos fins de semana, mas qualquer tempo sem isso é livre, e faço questão de ir à praia ou ficar perto da natureza pelo menos uma vez na semana. Essa agenda me permite equilibrar minha prática criativa, meu trabalho de captar clientes/ gerenciamento e meu tempo livre de uma maneira gratificante.

Para seguir as regras que imponho para mim mesma, tenho que me lembrar de duas coisas importantíssimas:

1. Preciso ser flexível. Não posso ser super-rígida e criativa ao mesmo tempo. Alguns dias não consigo manter uma rotina perfeita. Preciso acabar mais cedo e fazer um passeio, buscar um amigo no aeroporto ou tomar um sorvete. É difícil ser minha própria chefe e, às vezes, é ainda mais difícil me dar um desconto. Tudo é ajustável e continuo a aprender como pode ser empoderador pegar leve comigo mesma.

2. Tenho que praticar dizer "não". Sou uma pessoa do SIM! Quero fazer tudo, experimentar tudo e dar uma chance a cada opção, mas não é sempre possível! Aprender a dizer "não" tem sido um belo desafio para mim. É óbvio que é preciso buscar o equilíbrio, mas, ao dizer "não", acabo fazendo um trabalho melhor, passo mais tempo no Ideal Diário e, por fim, me sinto melhor em relação à minha qualidade de vida, porque não estou tentando fazer tudo ao mesmo tempo. Dizer "não" também deixa espaço para eu dizer "sim" a coisas que não teria tempo de fazer, como dançar, ficar sentada olhando para o horizonte, conversar com meu gato, ler bastante poesia, tomar banhos demorados, escalar árvores, ir ao cinema, sair para caminhar sem um destino etc.

Esses compromissos precisam ser revistos sempre e funcionam bem porque ouço a mim mesma. Se a minha produtividade cai ou estou insatisfeita, reavalio para ver o que posso ajustar. Talvez seja preciso tirar uma semana de folga e ir a um retiro de última hora. Talvez tenha que colaborar com algum amigo porque estou me sentindo isolada. Talvez precise escrever poemas a noite toda em vez de acordar cedo e ir ao mercado. Talvez seja melhor focar em conseguir mais trabalho porque estou estressada com dinheiro. Quando ouço a mim mesma e busco atender às minhas necessidades, acabo equilibrando os vários tipos de trabalho e expressão que tornam minha vida tão mágica.

Grande parte deste livro consistiu em palpites meus, em tentar compartilhar o que descobri, às vezes sozinha e muitas vezes em grupo. Já organizei oficinas sobre como não trabalhar o tempo todo por vários lugares do país para uma variedade de pessoas. A conclusão mais frequente é: faça algo legal para alguém e não conte a ninguém.

Privacidade, ternura, o que escolhemos não dividir — isso tudo está cada vez mais escasso a cada dia. Quanto mais redes sociais tivermos para postar, quanto mais aparelhos tivermos com os quais documentar, mais difícil será manter as coisas que são sagradas.

Isso também vale para a nossa terra, nosso coração, nossas comunidades.

Nós nos colocamos sob muita pressão e, nestes tempos de tecnologia, essa pressão pode aumentar de uma maneira extremamente destrutiva para nosso coração, nossa mente e nossas práticas criativas.

A comparação parece estar cada vez mais incorporada à nossa psique. Gastamos tanto tempo consumindo o trabalho dos outros que presumimos que nada mais resta para nós — por que oferecer alguma coisa se o mundo inteiro já fez isso?

Porque é leve, porque é divertido, porque é sua *responsabilidade divina* para com o mundo compartilhar seu trabalho com ele.

Nosso trabalho é o que dissermos que é. Nosso trabalho é ser útil, retribuir, erguer a voz (e fazer silêncio e ouvir os outros quando eles precisarem).

Trabalhe menos, viva mais não é sobre não trabalhar. Não é sobre a jornada de trabalho de 4 horas ou encontrar um equilíbrio profundo.

Trabalhe menos, viva mais é sobre perceber. Trata-se de prestar atenção em cada momento, em cada pessoa e em cada dádiva que você recebe.

É sobre a escolha de que todos nós temos de fazer e acessar a liberdade e a criatividade.

É sobre contato visual e toque.

É sobre ter os pés na terra e plantas.

É sobre dançar e cantar.

É sobre ser um bom amigo.

É sobre todas as coisas que não pensaria duas vezes em fazer se soubesse que só tem 5 horas de vida.

Retornar a ligação do seu pai ou mandar um e-mail para sua mãe.

Ou beijar seu cachorro e dizer quanto o ama.

Ou mandar uma mensagem para os amigos.

É sobre amar tanto seu trabalho que você consegue se afastar dele (ele precisa de uma pausa às vezes também).

É sobre amar tanto estar vivo que você pode parar um pouco e dizer: "Sim, é nisso que quero prestar atenção". E não importa qual seja a profissão ou o trabalho, você é o chefe do seu corpo e essas decisões são suas.

Eu ainda não entendi tudo isso por completo, mas senti que era a hora de falar mais, de dividir o que sei. De contar sobre como tenho trabalhado para não ter que trabalhar o tempo todo, para repensar a minha vida, a fim de que seja possível deixar meu celular de lado na hora de jantar e apreciar minha comida.

E não ficar ao telefone enquanto estou dirigindo para poder ver um bezerro nascer.

E ter tempo para retornar uma ligação.

Para me lembrar de que só temos este corpo apenas uma vez, então é preciso estar completamente presente.

Estar grata por estar viva hoje.

Grata por compartilhar estas palavras hoje.

bj

Agradecimentos

sta página é uma carta de amor e de gratidão à incrível equipe que tornou este livro possível.

Para minha agente, Kate Woodrow, e minha editora, Emma Brodie, dificilmente há palavras suficientes no dicionário para descrever a sorte que é ter vocês duas na minha vida.

Em 2015, Kate encontrou a versão on-line deste livro no Case For Making em São Francisco, acreditou nele e me ajudou a aumentá-lo de algumas páginas datilografadas a uma versão completa, e tem sido a pessoa quem mais me encoraja desde o começo.

Emma pegou um documento do Google Docs cheio de frases e ideias vagas e transformou tudo em um livro de verdade. Graças a ela, mantivemos a palavra "bruxa" e os dizeres sobre classe, capitalismo e oração. Ela é a força por trás da minha suavidade.

Para Rob, que cuidou do design deste livro e se juntou a mim no processo de confiar em nossa linha do tempo, de amizade eterna, que vê o mundo como terra, nuvens e água.

Às mulheres radicais de Morrow: Liate Stehlik, Lynn Grady, Cassie Jones, Susan Kosko, Leah Carlson-Stanisic, Alicia Tatone, Andrea Molitor, Molly Waxman e Jessica Lyons.

E para Nickey, minha funcionária, melhor amiga, colaboradora, você é a pessoa que conhece meu trabalho, me motiva, me diz a verdade e quem estava ao meu lado enquanto eu escrevia a maior parte deste livro. Obrigada, eu te amo.

Apêndice

No Cracker Barrel em Tewksbury, Massachusetts
por Angel Nafis

Eu já sei quão real a gorjeta será para a garçonete negra.
O nome dela é Asia. Somos as únicas neste restaurante
que é metade lanchonete, metade lojinha de presentes
onde é Natal em outubro. Eu pergunto *o que é bom aqui?*
Quero dizer, de verdade. Ela abaixa a voz e diz
Eu acabei de começar a trabalhar aqui,
não experimentei muitas coisas, mas o purê de batatas é bom,
e as pessoas parecem gostar muito do frango frito.
Eu peço apenas isso e um Mac'n'Cheese com um chá preto quente.
Meu lábio inferior suja de batom MAC Dusty Plum a caneca
E já sei que lá vem poema. Sou estranha demais,
filha demais do meu pai para guardar para mim o que é meu,
então aqui vou eu. Conto a ela sobre os vinte e pouco alunos pardos e negros
do hotel do outro lado da rua, como fui até ali
para ler poemas para um Retiro da Diversidade.
Ela diz *Ah, é? Que legal.* E me traz mel extra.

New England está com tudo. Bordos liberam seus vermelhos ferozes e

amarelos elétricos com cada sopro do vento, e

me sinto mais longe de Michigan do que jamais estive.

Então quando o movimento aumenta e ela diz

Não vou sumir, fico aliviada

Tewksbury resolveu me dar uma irmã de verdade.

Ela vai até as outras mesas onde os brancos dobram

os guardanapos impecáveis nos colos brancos.

Eu a ouço dizer seu nome, não é nosso pequeno segredo.

Asia está só trabalhando. Mas, *Mashallah*, eu também estou.

Sei que não somos do mesmo sangue,

mas ela disse que não come carne de porco e recomenda o molho marrom.

É um ato de amor maior em uma cidade do tamanho do meu polegar,

onde os cartazes do CD da Dolly Parton

balançam acima dos displays da Hershey's.

Não quero pôr todas as minhas cartas na mesa,

mas alguém está cuidando de mim. Os ossos de minha mãe estão enterrados,

mas, ah, minha vida, a colheita. Então torço o pano aonde quer que eu vá.

Abro as cortinas. Ensaboo o dia em minhas mãos.

Soando como alarme, uma voz dizendo se você está aqui, estou aqui.

Voltando para casa, o condutor do trem azul-apreteado que pisca para mim

e mantém as portas abertas por vinte segundos a mais.

A caixa de cabelos castanhos do banco, que, apesar das risadinhas sem entusiasmo

para as minhas piadas, circula seu nome no cartão que me entrega.

O carteiro que me deu passagem na calçada e disse

eu não quero incomodar, não quero te assustar, mas você é linda.

Esses anjos periclitantes, propagando-se, anônimos, sobrenaturais, bem na hora.

A Feira
por Nicole Lavelle

É difícil estar completamente presente. É raro que uma experiência de lazer capture minha atenção, me envolva e possa me impedir de ter pensamentos de planejamento ou preocupação com o futuro.

A feira* é uma exceção. A feira é uma experiência mais envolvente. Para mim, uma mudança acontece assim que termino de comprar meu ingresso da pessoa no quiosque de madeira compensada e passo pela corrente para o terreno de areia lotado no verão.

A feira é superestimulante no melhor sentido. Requer toda a minha atenção. Isso exige que eu esteja presente.

O dilúvio visual de *kitsch*, placas e gestos chamativos é muito louco. Passar por entre os cheiros e sons e navegar pelo espaço é um exercício que exige muito foco, mesmo que eu esteja tentando passear, dar uma olhada. Tem tanta coisa. É o suficiente para me desnortear, mas, se eu decidir seguir em frente, posso conseguir uma espécie de atualização mental, uma distração que limpa o paladar. Às vezes é bom ficar desnorteado.

A feira é um evento social com uma longa história, um encontro impulsionado pela competição e pelo espetáculo, um estranho microcosmo da cultura americana. Alguns ingredientes estão sempre presentes: gaiolas de produtos agrícolas premiados, exposições das inovações industriais, demonstrações de tecnologia ao vivo narradas por um cara com microfone, alimentos fritos em quantidades exageradas, bandas que passaram um pouco do seu auge, brinquedos de parque de diversão precários nos quais o medo não vem da altura ou da velocidade, mas da preocupação com a segurança dos parafusos enferrujados e dos cintos de segurança velhos...

Uma das minhas partes favoritas é que cada feira tem um sabor regional que me diz exatamente onde estou, em uma cidade pequena de

---

* Quando digo *feira*, estou me referindo à feira municipal ou à feira estadual que acontece uma vez por ano. Há outros eventos que podem se encaixar no que estou falando: rodeios, festivais de música *country*, feiras de antiguidades, festivais da cidade...

Oregon, ou no sul urbano, ou na área mais rica da baía de São Francisco. Essa distinção regional é mais evidente na parte de artes e ofícios, em geral localizada nos grandes salões (perto dos banheiros, então, preciso passar lá de qualquer jeito). Empoleirados em cima de pedestais brancos e toalhas de mesa pretas estão colchas, bolos, pinturas, dioramas, bordados, cestas, rendas, arranjos de flores, geleias, picles, esculturas feitas de espuma, móveis de madeira, displays históricos amadores. Os indícios regionais são muitas vezes sutis, mas estão lá: sabonete orgânico nos banheiros e torneiras de água potável para suas garrafas reutilizáveis (Marin), um prêmio de terceiro lugar em uma escultura de Lego na forma de uma bandeira confederada (Raleigh) ou burritos vagamente hippies na praça de alimentação (Eugene).

Às vezes há bingo. Às vezes há fogos de artifício. Eu sempre tento ficar na fila para pelo menos um dos brinquedos.

A feira exibe a cultura contemporânea. É uma coletânea de amostras. Ela me faz pensar em muitas coisas importantes de uma vez só e, de algum modo, nenhuma das coisas importantes que estão no topo da minha lista de tarefas. Não existe e-mail na feira. É uma das minhas maneiras favoritas de existir em um momento. Não posso ignorar as multidões de humanos no verão ou o enorme emoji de cocô pendurado mais acima. Não consigo ignorar o sotaque arrastado do homem anunciando sabores de torta ou os gritos alegres e aterrorizados vindo dos brinquedos mais emocionantes.

PÁGINAS DOS COLABORADORES

Obrigada aos meus incríveis colaboradores que compartilharam seus pensamentos sobre o trabalho e sobre prestar atenção.

Angel Nafis — http://www.angelnafis.com/
Sarah Schulweis — http://www.anchorandorbit.com/
Josey Baker — http://www.joseybakerbread.com/
Ashley Brown Durand — http://shop.secretholidayco.com/
Brandi Harper — http://www.purlbknit.com/
Rachelle Knowles — http://www.rachelleknowles.com/
Nicole Lavelle — http://www.nicolelavelle.com/
Jacqueline Suskin — http://www.yoursubjectyourprice.com

Páginas de outras pessoas mencionadas no livro

Geoffrey Holstad — http://geoffreyholstad.com/
Caroline Paquita — http://www.carolinepaquita.com/
Julia Cameron — http://juliacameronlive.com/
Angeles Arrien — http://www.angelesarrien.com/
Megan / Adventure Textiles — http://www.adventuretextiles.com/
Liz Migliorelli / Sister Spinster — http://www.sisterspinster.net/
Mary Evans / Spirit Speak — https://www.spirit-speak.com/
Adrienne Maree Brown — http://adriennemareebrown.net/
Eva Hoffman — http://www.identitytheory.com/eva-hoffman/

Foi impresso em 2024 pela Cruzado. Foi composto utilizan-
do-se as famílias tipográficas Verlag e Marydale.
O papel do miolo é o pólen bold 90 g/m², e o da capa é o
cartão cartão 250 g/m².